AF201286

Ich habe eine Patientenverfügung -
eine richtige Entscheidung?

3. Auflage 2020

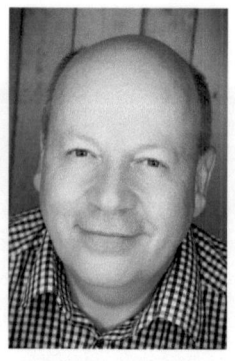

Über den Autor:

Dr. med. Christoph Uhrlau, Jahrgang 1963, ist Facharzt für Anästhesiologie und verfügt über die Zusatzbezeichnungen Intensivmedizin und Notfallmedizin. Nach Studium und Facharzt-Weiterbildung an der Friedrich-Alexander-Universität Erlangen-Nürnberg war er als Facharzt und Oberarzt am Institut für Anästhesiologie am Klinikum Bamberg tätig. Seit 2003 leitet er als Chefarzt die Klinik für Anästhesiologie und Intensivmedizin am Kreiskrankenhaus Freiberg (Sachsen). Die Schwerpunkte seiner Tätigkeit sind neben der klinischen Anästhesie die Leitung der interdisziplinären Intensivstation sowie die Weiterbildung von Assistenzärzten in den Fachgebieten Anästhesie und Intensivmedizin. Er ist Mitglied des Ethikkomitees des Krankenhauses sowie verschiedener anästhesiologischer und intensivmedizinischer Fachgesellschaften (Deutsche Gesellschaft für Anästhesiologie und Intensivmedizin, Deutsche Interdisziplinäre Gesellschaft für Intensiv- und Notfallmedizin, Deutsche Gesellschaft für Internistische Intensivmedizin, European Society of Anesthesiology).

Christoph Uhrlau

Ich habe eine Patientenverfügung - eine richtige Entscheidung?

Ein Ratgeber aus der Praxis

Bibliografie Informationen der Deutschen Nationalbibliothek:

Die Deutsche Nationalbibliothek verzeichnet diese Publikation in der Deutschen Nationalbibliografie. Detaillierte bibliografische Daten sind im Internet über http://dnd.dbd.de abrufbar.

© 2020: Dr. Christoph Uhrlau, Freiberg. Alle Rechte vorbehalten.

Kein Teil dieses Buches darf ohne Zustimmung von Autor oder Verlag reproduziert oder sonstwie vertrieben werden.

Umschlaggestaltung: J. Domke & Z. Uhrlau, UHWEGA-design

Herstellung & Verlag: BoD Books on Demand, Norderstedt

ISBN 9-783751-908658

Wichtige Hinweise:

Die Medizinische Wissenschaft ist wie die Rechtsprechung ständig im Fluss. Alle Angaben in diesem Buch sind zum Zeitpunkt des Erstellens mit größter Sorgfalt und Umsicht erstellt worden. Dennoch sind diese in jedem Fall auf ihre Korrektheit zu überprüfen. Eine Gewähr für die Richtigkeit kann in keinem Fall übernommen werden. Insbesondere kann dieses Buch keinerlei Rechtsberatung bieten bzw. eine Rechtsberatung durch Rechtsanwälte oder Notare ersetzen.

In diesem Buch wird aus Gründen der besseren Lesbarkeit ausschließlich die männliche Form verwendet. Sie bezieht sich auf Personen beiderlei Geschlechts.

Inhaltsverzeichnis

Vorwort

Vorwort

Viele Menschen fertigen eine Patientenverfügung an. Sie hoffen, sich damit vor einer scheinbar „entfesselten Medizin" schützen zu können, wenn sie aufgrund einer schweren Erkrankung nicht mehr in der Lage sind, selbst Entscheidungen über Behandlungen und Operationen zu treffen. Die Medien tun ein Übriges dazu, die Bevölkerung von der Notwendigkeit einer Patientenverfügung als einzig verfügbarem Bollwerk gegen die „Apparatemedizin" zu überzeugen.

STOP!

Als Intensivmediziner mit fast 30jähriger Berufserfahrung widerstreben mir die nicht enden wollenden Berichte über die „seelenlose Apparatemedizin", die Sterbende nahezu unendlich am Leben erhält, und das nur, um immer mehr Geld verdienen zu wollen. Sicher, es gibt langwierige und schwere Krankheitsverläufe und sicher kommt es auch vor, dass das Ziel, den Patienten wieder in einen von ihm gewünschten Gesundheitszustand zu bringen, aus den Augen verloren wird. Dennoch leisten die allermeisten Ärzte und Pflegekräfte im Krankenhaus wie auch im ambulanten Bereich nicht selten Übermenschliches im Interesse ihrer Patienten. Und sie wissen genau und akzeptieren auch, dass sie das angestrebte Ziel nicht mit jedem Patienten erreichen können.

In Deutschland hat jeder Bürger das Recht und die Möglichkeit zu entscheiden, welche medizinischen Maßnahmen an ihm vorgenommen werden oder welche zu unterlassen sind. Keiner wird gegen seinen Willen behandelt, wenn er seinen Willen rechtzeitig und bei klarem Verstand festlegt.

Eine Patientenverfügung ist die beste Möglichkeit, in „guten Zeiten" festzulegen, was in „schlechten Zeiten" passieren soll und was nicht! Aber die Sicherheit durch eine Patientenverfügung erhält man nicht durch das Herunterladen eines Vordruckes aus dem Internet. Um eine gute Patientenverfügung zu erstellen, ist es unerlässlich, sich mit dem Thema genau zu befassen, sich über seine Wünsche klar zu werden und sich auch mit dem eigenen Tod auseinanderzusetzen. Und dies möglichst frühzeitig, nicht erst auf der Zielgerade des Lebens. Dies bedeutet aber nicht nur eine hohe Bereitschaft zur Selbstreflexion, sondern erfordert auch Wissen um die juristischen und medizinischen Grundlagen einer Patientenverfügung. Aber eine Patientenverfügung kann auch Risiken beinhalten - auch das wird in diesem Buch dargestellt.

Das Buch entstand auf der Grundlage einer Vielzahl von Vorträgen zum Thema: in der Öffentlichkeit, vor ärztlichen Kollegen, bei Vereinen und Selbsthilfegruppen. Die sich an die Vorträge anschließenden Diskussionen sowie unzählige Gespräche mit Patienten und deren Angehörigen zeigten immer wieder ein gewisses Informationsdefizit, verbunden mit falschen Erwartungen und Ansprüchen an eine Patientenverfügung. Einige der dort aufgeworfenen Fragen und entdeckten Missverständnisse versuche ich, mit diesem Buch zu erklären bzw. auszuräumen.

Die Corona-Pandemie führt zu einer ganz neuen, bislang unbekannten Situation: der Knappheit von Intensivbetten für Schwerkranke. Auch in dieser Situation ist eine wohl überlegte und gut formulierte Patientenverfügung hilfreich und kann Ihren Willen ausdrücken, aber auch verhindern, dass Ihnen realistische Behandlungsoptionen nicht verwehrt werden..

Ch. Uhrlau, April 2020

Teil I.

Grundlagen

1. Wozu eine Patientenverfügung?

Die Begriffe Patientenwille, Patientenverfügung und Vorsorgevollmacht begegnen uns nahezu täglich - in den Medien, in persönlichen Gesprächen, im Rahmen von Erlebnissen mit Familienangehörigen oder Freunden. Weshalb sind diese Themen so im Fokus der Allgemeinheit angekommen? Die Gründe sind vielfältig:

Die moderne Medizin zwischen Erwartungen und Realität

Im Allgemeinen gehen die Erwartungen an die moderne Medizin weit über das Sinnvolle und realistisch Erreichbare hinaus. Warum eigentlich?

Die moderne Medizin kann heute Untersuchungen, Therapien und Operationen anbieten, die vor Jahren noch als unmöglich galten oder wegen fast zwangsläufiger Erfolglosigkeit Patienten nicht angeboten wurden. Allerdings werden durch diese Fortschritte bei der Durchführung von

Therapien immer häufiger ethische und moralische Grenzen erreicht, manchmal leider auch auch überschritten.
Dies führt bei Patienten zu irrationalen Ängsten.

Die Bevölkerung begrüßt zwar einerseits die Fortschritte der Medizin, indem sie immer weniger bereit ist zu
akzeptieren, dass auch die Spezies Mensch natürlichen
Alterungsprozessen unterliegt. Dass ein Nachlassen der
körperlichen und geistigen Leistungsfähigkeit ein zwangsläufiger Prozess ist, war bis zum Ende des vergangenen
Jahrhunderts eine allgemein akzeptierte Tatsache. Heute
sind Menschen - zumindest in der Darstellung der Medien
und der Werbung der Pharmaindustrie - alterslos „fit".

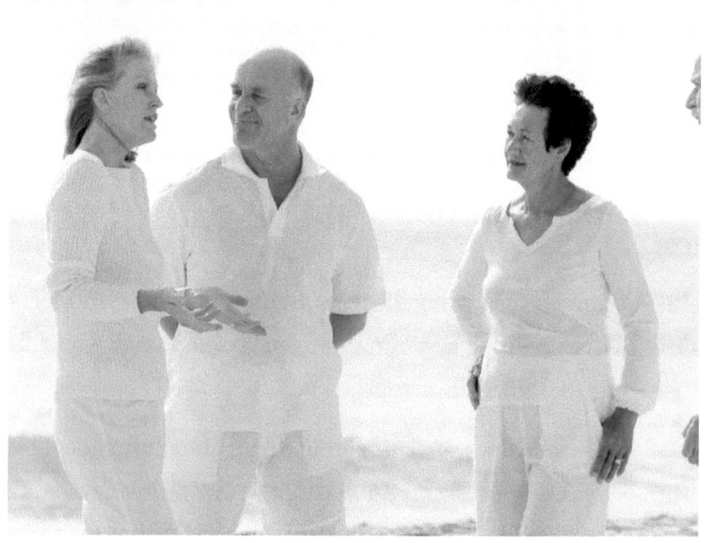

Abbildung 1.1.: Alte Menschen beim Sport am Strand

Die Sprechstunden der Allgemeinärzte und Orthopäden sind voll von Patienten, die unter Schmerzen durch altersbedingte Arthrose aller möglichen Gelenke leiden - und die Medizin bietet scheinbar für alle diese Alterungsprozesse eine Lösung, sei es durch Medikamente, sei es durch Operationen. Ein gewisser Teil der älteren Bevölkerung kann tatsächlich ihren Ruhestand in relativ gutem Gesundheitszustand verleben. Selbstverständlich ist dies aber keineswegs. Und noch weniger gibt es ein Anrecht, einen Anspruch oder gar eine Garantie auf ein Alter in geistiger und körperlicher Fitness. Das durch Werbung und Medien suggerierte „Alles ist möglich - Angebot" weckt hingegen bei den betroffenen Patienten Begehrlichkeiten und Ansprüche, die auch die moderne Medizin nicht erfüllen kann.

Im Gegensatz zum Vorgenannten besteht aber auch eine große Sorge, dass der letzte Lebensabschnitt von Krankheit und langem Siechtum gezeichnet sein könnte. Jeder kennt entsprechende Fälle im Verwandten- oder Freundeskreis. Zugleich sind Tod und Sterben in unserer Gesellschaft absolute Tabuthemen geworden und werden in vielen Familien, ja selbst zwischen seit Jahrzehnten verbundenen Eheleuten nicht thematisiert.

Aus den genannten Umständen resultiert: jeder will gesund und fit alt werden, aber gleichzeitig „wenn es so weit ist" einfach tot umfallen und nicht leiden müssen.

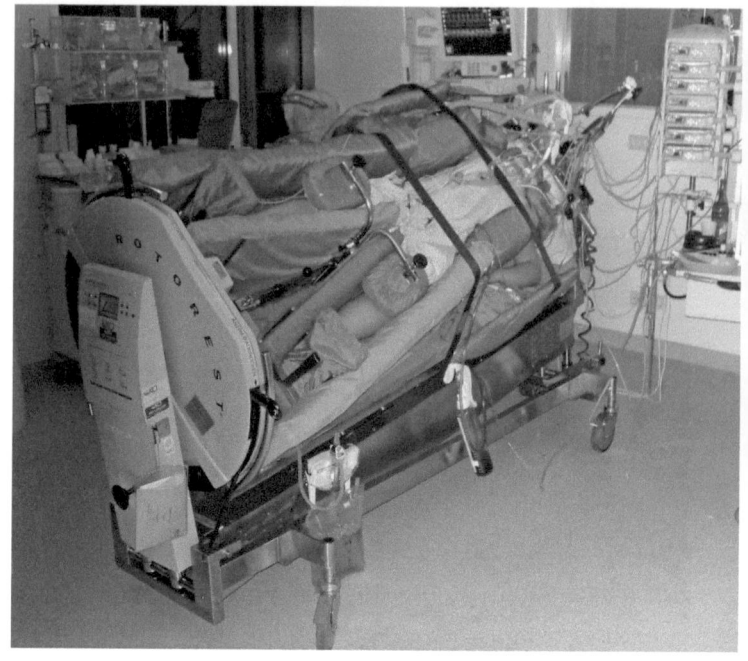

Abbildung 1.2.: Beatmeter Patient auf der Intensivstation im Spezialbett

Hinzu kommt: unsere Informationsgesellschaft und die Medien (v.a. Fernsehen und Internet) zeigen ein falsches, oft
völlig verzerrtes Bild von den Möglichkeiten und Leistun-
gen des Medizinbetriebs. Einerseits wird über heroische
Behandlungen mit fantastischen Ergebnissen berichtet,
andererseits lebt ein Teil der Medien von Berichten, was in
der Medizin nicht optimal oder auch einfach schlecht ge-
laufen ist. Vermeintliche oder tatsächliche Behandlungs-
fehler werden zu Sensationsberichten, eine sachliche Dar-

stellung ist die extreme Ausnahme. Genauso vermitteln die Medien von der Intensivmedizin völlig realitätsferne Bilder: Schwerstkranke im Film wachen nach Beenden des „künstlichen Komas" innerhalb von Sekunden auf, sind dann sofort wieder ansprechbar, orientiert und völlig normal. Berichte aber über echte Intensivpatienten zeigen erschreckende und verstörende Bilder von „an Geräten und Schläuchen hängenden" seelenlosen Patienten, als wäre dieser Zustand das Ziel und das angestrebte Ergebnis einer Intensivtherapie. Welch Unsinn!

Zudem hat die Ökonomisierung der Medizin das Vertrauen der Bevölkerung in die Entscheidungsfreiheit der Ärzte zu einem gewissen Grad erschüttert. Patienten befürchten, dass an ihnen Therapien auch aus ökonomischen Gründen und nicht ausschließlich aus medizinischer Indikation durchgeführt werden und dass ihnen möglicherweise deshalb insbesondere Operationen und langwierige Intensivbehandlungen zugemutet werden könnten.

Wenig Beachtung, weil nicht medientauglich, finden verantwortungsvolle Intensivmediziner, die die Sorgen ihrer Patienten und Angehörigen kennen und das Gespräch mit den Betroffenen suchen, um gemeinsame und realistisch erreichbare Ziele zu definieren.

Niemals aber ist es Ziel einer Therapie, einen von „Apparaten abhängigen Patienten" zu produzieren.

2. Ein kurzer Ausflug in die Rechtswissenschaften

Schutz durch das Grundgesetz

Das Grundgesetz (GG) und die weitere Rechtsordnung unseres Landes garantieren dem mündigen Bürger das Recht auf umfassende Selbstbestimmung. Ab der Geburt wird der Mensch mit einer Vielzahl von Rechten ausgestattet, die üblicherweise mit der Volljährigkeit als umfassend anzusehen sind.

So steht der Schutz der Menschenwürde ganz am Anfang des Grundgesetzes (Artikel 1 Satz 1).

Recht auf freie Entfaltung der Persönlichkeit (Art. 2 GG)

Das Grundgesetz garantiert jedem Bürger das „Recht auf freie Entfaltung seiner Persönlichkeit [...]". Dies schließt Entscheidungen über Durchführung, Unterlassung oder auch einen gewünschten Abbruch medizinischer Maßnahmen mit ein, auch wenn diese medizinisch indiziert sind. Selbst die Verweigerung der Nahrungsaufnahme und das verfügte Verbot „lebensverlängernder Maßnahmen" im Falle der Einwilligungsunfähigkeit sind Ausdruck menschenwürdiger Selbstbestimmung.

Recht auf körperliche Unversehrtheit (Art. 2 GG)

Ein in Zusammenhang auf Gesundheit und Krankheit wesentliches Recht ist das Recht auf körperliche Unversehrtheit. Es ist ein Menschenrecht und damit Bestandteil der Verfassung vieler Länder. In Deutschland wird dieses Recht zusammen mit dem Recht auf Freiheit der Person sowie dem Recht auf Leben in Artikel 2 Satz 2 des Grundgesetzes garantiert.

Im Alltag sorgt das Recht auf körperliche Unversehrtheit für einen Schutz durch Angriffe von Außen (Mitmenschen, Verbrecher, Staatsgewalt). Verstöße gegen die körperliche Unversehrtheit werden im Strafgesetzbuch (StGB § 223 bis § 231) geregelt und geahndet. Die dort beschriebenen Straftaten umfassen sämtliche Formen der Körperverletzung, Misshandlungen sowie die Beteiligung an einer Schlägerei.

Im medizinischen Bereich gilt dieses Recht ebenso: eine Untersuchung, eine Spritze, eine Operation usw. stellen - juristisch gesehen - einen Angriff gegen die körperliche Unversehrtheit dar. Diese Maßnahmen erfüllen somit grundsätzlich den Tatbestand der Körperverletzung. Um medizinische Maßnahmen aber möglich zu machen, kann der Betroffene in diese Maßnahmen einwilligen. Nach einer Einwilligung sind medizinische Maßnahmen regelhaft keine Angriffe auf die körperliche Unversehrtheit, wenn auch - wie beispielsweise durch Operationen - sehr wohl die Integrität des Körpers eines Menschen verletzt wird.

Aufklärung und Einwilligung

Nach der ständigen Rechtssprechung des Bundesgerichtshofes (BGH) (siehe z.b. [2]) ist „ein Eingriff in die körperliche Unversehrtheit auch dann (tatbestandsmäßig) als Körperverletzung zu bewerten, wenn er durch einen Arzt in heilender Absicht erfolgt". Ohne eine rechtswirksame Einwilligung sind medizinische Maßnahmen nicht statthaft. Ausnahmen sind lediglich akut lebensbedrohliche Notfälle beim Bewusstlosen. Dies wurde mit dem Patientenrechtegesetz (§ 630d BGB) noch einmal festgeschrieben und konkretisiert.

Jeder Patient muss daher vor einer medizinischen Maßnahme über das beabsichtigte Vorgehen aufgeklärt werden. Hierbei müssen ihm neben dem Ziel der Maßnahme und neben den Erfolgsaussichten auch die typischen und relevanten Risiken der Maßnahme erläutert werden - und zwar auf eine Art und Weise, dass der Patient diese Aufklärung auch verstehen kann. Je risikoreicher und je geplanter eine Maßnahme ist, desto umfangreicher hat die

Aufklärung durch den Arzt zu erfolgen. Ebenso müssen dem Patienten - sofern vorhanden - mögliche Alternativen angeboten werden (z.B. Regionalanästhesie statt Allgemeinanästhesie, Gipsbehandlung statt Operation eines Knochenbruches, Strahlentherapie statt Operation usw.)

Nur nach einer umfassenden Aufklärung kann der Patient sich für die vorgeschlagene Maßnahme entscheiden. Genauso aber kann er die vorgeschlagene Maßnahme ablehnen.

Und wenn man nicht entscheiden kann?

In einer Vielzahl von Situationen ist die Entscheidungsfähigkeit eines Betroffenen akut, auf längere Zeit oder dauerhaft nicht mehr gegeben. Dieser Zustand führt aber keineswegs zum Verlust der im GG verbrieften Rechte.

Fehlt dem Patienten diese Willensfähigkeit, - egal ob akut, für einen gewissen Zeitraum oder auf Dauer -, so entfällt damit aber noch nicht das Erfordernis der Einwilligung in medizinische Maßnahmen, sondern ein (gesetzlicher oder rechtsgeschäftlich vom Betroffenen eingesetzter) Vertreter muss für den Patienten entscheiden und einwilligen.

Die Angehörigen (z.B. Ehepartner, Kinder) sind - entgegen der Ansicht weiter Teile der Bevölkerung und auch mancher Ärzte - keineswegs automatisch vertretungsberechtigt. Für eine rechtswirksame Vertretung bedarf es einer Vollmacht oder einer durch das Betreuungsgericht eingerichteten Betreuung. Ohne eines der beiden Rechtsgeschäfte ist eine Vertretung des Entscheidungsunfähigen nicht möglich.

Vorsorgevollmacht

In Deutschland kann mittels einer Vorsorgevollmacht eine Person („Vollmachtgeber") eine andere, beliebige Person („Bevollmächtigter") bevollmächtigen, im Falle der eigenen Entscheidungsunfähigkeit (also in Notfällen oder bei dauerhafter Entscheidungsunfähigkeit) bestimmte Aufgaben für den Vollmachtgeber zu erledigen. Juristisch gesehen wird mit der Vorsorgevollmacht der Bevollmächtigte zum „Vertreter im Willen": er trifft Entscheidungen, die der Vollmachtgeber nicht (oder nicht mehr) entscheiden kann. Die Bevollmächtigung greift in höchste Rechtsgüter ein (s.o.), daher kann eine Vorsorgevollmacht nur bei uneingeschränkten Vertrauen (bzgl. Fähigkeit und Zuverlässigkeit) zum Bevollmächtigten erteilt werden.

Voraussetzungen

Eine Vorsorgevollmacht kann nur bei uneingeschränkter Einsichts- und Entscheidungsfähigkeit erstellt werden. Sie sollte daher „in guten Zeiten" bei noch klarem Verstand formuliert werden.

Formale Anforderungen

Vollmachten unterliegen grundsätzlich nicht festgelegten äußeren Formen. Sie könnten prinzipiell sogar mündlich erteilt werden. In der täglichen Rechtspraxis ist die Schriftform jedoch üblich und auch sinnvoll.

Rechtliche Beratung

Eine rechtliche Beratung zu Vorsorgevollmachten bieten Rechtsanwälte und Notare an. Sie sind entsprechend geschult und können rechtssichere Dokumente erstellen und den Vollmachtgeber zudem neutral und umfassend beraten. Die Inanspruchnahme eines Notars empfiehlt sich insbesondere dort, wo neben einer Vorsorgevollmacht weitere Rechtsgeschäfte im Vorfeld geklärt werden sollen (z.B. wenn Grundbesitz vorhanden ist). Zudem kann der Notar bei Verlust der Vorsorgevollmacht jederzeit eine Ausfertigung der Urkunde erstellen. Eine gesetzliche Vorschrift, Vorsorgevollmachten vor einem Notar zu erteilen, besteht in Deutschland aber nicht.

Aufbewahrung der Vollmacht

Eine Vorsorgevollmacht kann zu Hause aufbewahrt werden. Sofern die Vorsorgevollmacht mit Hilfe eines Notars erstellt wird, kann diese auch im zentralen Vorsorgeregister der Bundesnotarkammer deponiert werden. Auf dieses Register können im Bedarfsfall Betreuungsgerichte zugreifen, um z.b. einen Bevollmächtigten zu ermitteln. Eine Verpflichtung zur Eintragung im Vorsorgeregister der Bundesnotarkammer besteht nicht.

Und bei Bewusstlosigkeit?

Der Bewusstlose genießt den gleichen Schutz durch unsere Rechtsordnung wie jeder andere Bürger. Allerdings kann hier weder eine Aufklärung erfolgen noch ein Einwilligung gegeben werden. Die behandelnden Ärzte befinden sich daher in einem (juristischen) Dilemma. Die Rechtssprechung hat hier den Behandlern aber durchaus Möglichkeiten offen gelassen, im Interesse des Bewusstlosen zu agieren:

- Bei akuter Lebensgefahr, die ohne sofortige Maßnahmen nicht beseitigt werden kann, darf und muss der Arzt alles unternehmen, was in der akuten Situation geeignet ist, um den Patienten zu retten. Beispiel: ein Notarzt kommt zu einem auf der Straße liegenden Mann mit Herzstillstand. Er wird ohne Verzug sofort mit der Herz-Kreislauf-Wiederbelebung beginnen. Die Rechtssprechung geht davon aus, dass jedem Menschen der Wunsch zu überleben unterstellt werden kann.

- Bei Maßnahmen mit aufgeschobener Dringlichkeit (mehrere Stunden, evt. bis zu 24 Stunden) kann das Behandlungsteam entweder einen Bevollmächtigten des Bewusstlosen hinzuziehen und ihn - wie unter 2 beschrieben - aufklären und von ihm die Einwilligung zum Eingriff einholen. Gibt es keinen Bevollmächtigten oder ist dieser nicht erreichbar, so steht dem Behandlungsteam ein weiterer Weg offen. Die zuständigen Betreuungsgerichte verfügen über einen Bereitschaftsdienst und können somit jederzeit telefonisch erreicht werden. Nach kurzer Anhörung kann durch den Betreuungsrichter eine Zustimmung zur medizinische Maßnahme erfolgen.

Die aktuelle Rechtssprechung

Im November 2018 hat sich der Bundesgerichtshof (BGH) mit den Anforderung an eine Patientenverfügung befasst, aus der ein Abbruch lebenserhaltender Maßnahmen abgeleitet werden sollte. Der BGH hatte festgestellt, dass eine „Patientenverfügung allerdings nur dann unmittelbare Bindungswirkung entfalte, wenn sich feststellen lässt, in welcher Behandlungssituation welche ärztlichen Maßnahmen durchgeführt werden bzw. unterbleiben sollen. Die Anforderungen an die Bestimmtheit einer Patientenverfügung dürfen dabei jedoch nicht überspannt werden. Vorausgesetzt werden kann nur, dass der Betroffene umschreibend festlegt, was er in einer bestimmten Lebens- und Behandlungssituation will und was nicht. Maßgeblich ist nicht, dass der Betroffene seine eigene Biografie als Patient vorausahnt und die zukünftigen Fortschritte in der Medizin vorwegnehmend berücksichtigt. Nicht ausreichend sind jedoch allgemeine Anweisungen, wie die Aufforderung, ein würdevolles Sterben zu ermöglichen oder zuzulassen, wenn ein Therapieerfolg nicht mehr zu erwarten ist. Auch die Äußerung, "keine lebenserhaltenden Maßnahmen" zu wünschen, enthält jedenfalls für sich genommen keine hinreichend konkrete Behandlungsentscheidung."[3].

Der BGH hat somit in diesem Urteil einerseits festgestellt, dass der Abbruch „lebenserhaltender Maßnahmen" nicht durch das Betreuungsgericht genehmigt werden muss, sofern der Betroffene seinen Willen in einer Patientenverfügung niedergelegt hat und „diese auf die konkret eingetretene Lebens- und Behandlungssituation zutrifft" [3].

Gleichzeitig hat der BGH aber auch klar zum Ausdruck gebracht, dass die Inhalte der Patientenverfügung wirklich zutreffen müssen, möglichst spezifisch formuliert sein müssen und dass allgemeine Äußerungen nicht ausreichen.

3. Medizinische Entscheidungsfindung

Vom Wandel in der Arzt-Patienten-Beziehung

Auch die Arzt-Patienten-Beziehung hat sich in den letzten Jahren erheblich verändert. Früher war das Verhältnis Arzt - Patient ein paternalistisches - der Arzt hat als „Wissender" für den Patienten als „Unwissenden" wie ein Vater für ein Kind entschieden, was richtig ist bzw. was zu tun ist.

Heute ist das Arzt-Patienten-Verhältnis ein symmetrisches, kooperatives: der Arzt berät den Patienten bestmöglich und stellt ihm verschiedene Therapieoptionen vor. Danach entscheidet der Patient autonom und völlig frei, ob und welche Therapieoptionen er wünscht. Genauso kann der Patient sich trotz umfassender Beratung und aus medizinischer Sicht gebotener Therapie gegen diese entscheiden.

Ganz unproblematisch ist dieser Wandel in der Arzt-Patienten-Beziehung gleichwohl nicht. Denn eine echte Entscheidungsfreiheit setzt eine Informationssymmetrie zwischen Arzt und Patient voraus. Diese wiederum erfordert einen umfassenden Wissensgleichstand - für den Patienten meist nicht zu erreichen.

Aufgrund des in Studium, Facharztausbildung und anschließender Tätigkeit gesammelten Wissens und praktischer Erfahrung wird immer eine ganz erhebliche fachliche Asymmetrie bestehen. Dem Arzt obliegt es daher einerseits, dem Patienten die verschiedenen Optionen einer Behandlung darzustellen, ihn aber dennoch andererseits vor vorschnellen Entscheidungen zu schützen, die er mangels Einschätzung der Gesamtzusammenhänge möglicherweise treffen will.

Allerdings bleibt ihm hier nur die Möglichkeit der fairen Beratung - wenn der Patient sich nach umfassender Aufklärung und Information definitiv gegen eine Therapie entscheidet, dann hat der Arzt keine Möglichkeit - er muss diese Entscheidung akzeptieren.

Wie werden medizinische Entscheidungen getroffen?

Auch wenn sich - wie dargestellt - die Arzt-Patienten-Beziehung gewandelt hat - der Entscheidungsprozess ist für Ärzte gleich geblieben (Abb. 3.1):

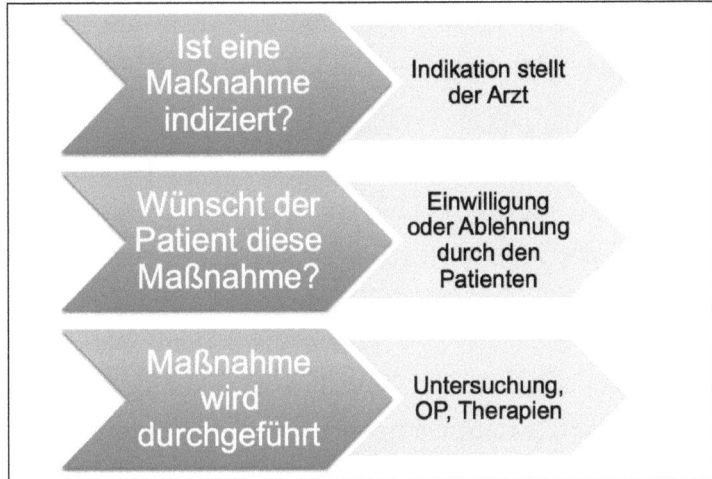

Abbildung 3.1.: Prozeß zu medizinischen Entscheidungen

Schritt 1 - Indikation

Zuerst muss eine medizinische Maßnahme (Untersuchung, Therapie, Operation) medizinisch angezeigt sein („Indikation"). Jede medizinische Behandlung bedarf einer klaren medizinischen Indikation. Dies gilt für Untersuchungen, Operationen, die Intensivbehandlung in ihrer Gesamtheit ebenso wie für einzelne intensivmedizinische Maßnahmen. Damit eine Maßnahme indiziert ist, müssen grundsätzlich drei Kriterien erfüllt sein (nach [7]):

- Die Maßnahme muss geeignet sein, ein vom Patienten gewünschtes Therapieziel zu erreichen

- Der Nutzen der Maßnahme ist fachlich belegt

- Die Einschätzung der Nützlichkeit bezieht sich auf

den individuellen Patienten und nicht nur auf das abstrakte Krankheitsbild

Fehlt für die geplante Maßnahme die medizinische Indikation, so hat die Maßnahme zu unterbleiben. So kann z.B. bei einem bereits begonnenen Sterbeprozess die Erweiterung der Intensivtherapie um ein Nierenersatzverfahren nicht indiziert sein. Im Einzelfall ist es natürlich sehr schwierig zu entscheiden, ob für eine geplante Maßnahme eine Indikation besteht. Für diese Beurteilung ist neben langjähriger Erfahrung in der Behandlung Schwerstkranker auch das Wissen um den Patientenwillen wichtig [8].

Besonderes Augenmerk ist hier darauf zu richten, dass eine Maßnahme wirklich auch im konkreten Einzelfall indiziert ist, d.h. sie muss im vorliegenden Einzelfall geeignet sein, ein vom Patienten gewünschtes Therapieziel zu erreichen. So kann z.B. eine umfangreiche Tumor-Operation beim 60jährigen in ansonsten gutem Gesundheitszustand indiziert, die gleiche Operation bei einem 85jährigen aufgrund schwerster Begleiterkrankungen an Herz, Lunge und Nieren aber nicht indiziert sein.

Schritt 2 - Aufklärung und Zustimmung

Wenn die medizinische Indikation vorhanden ist, muss der Patient vom Arzt über die aus seiner Sicht indizierten Maßnahmen informiert werden (Aufklärung). Dabei müssen dem Patienten die Maßnahmen erklärt, aber auch deren mögliche Risiken oder Nebenwirkungen erläutert werden. Sofern vorhanden, müssen auch Alternativen zu den vorgeschlagenen Maßnahmen aufgezeigt werden. Der danach umfänglich informierte Patient entscheidet über Durchführung oder Unterlassung der indizierten Maßnahmen.

Schritt 3 - Durchführung

Wenn der Patient sich für die indizierte Maßnahme entscheidet und hierzu einwilligt, kann die Maßnahme durchgeführt werden. Entscheidet sich hingegen der Patient (basierend auf Artikel 2 GG) gegen eine Maßnahme, so muss diese Maßnahme unterbleiben, auch wenn sie medizinisch indiziert ist und ein Verzicht auf die Maßnahme von den übrigen Beteiligten (Behandlungsteam, Angehörige) nicht nachvollzogen werden kann.

Aber ...

Aus dem dargelegten Prozess folgt aber auch, dass der Patient kein Recht auf die Durchführung einer Maßnahme (Operation, Behandlung) hat, wenn diese medizinisch **nicht** indiziert ist. Es darf demnach keine Behandlung auf ausdrücklichen Wunsch des Patienten geben, für die eine medizinische Indikation nicht gegeben ist.

Teil II.

Meine Patientenverfügung

4. Aufbau einer Patientenverfügung

Eine Patientenverfügung sollte üblicherweise zunächst Bedingungen formulieren und anschließend Vorgaben und Handlungsanweisungen liefern, die durchgeführt oder unterlassen werden sollen, wenn die vorgenannten Bedingungen zutreffen.

Bedingungen

Empfehlenswert: Formulierung konkreter Bedingungen

Je konkreter und eindeutiger Bedingungen formuliert werden, umso weniger Zweifel über die vom Betroffenen gehegte Absicht ergeben sich im weiteren Verlauf. Sofern bereits bestimmte Erkrankungen vorliegen, die erheblichen Einfluss auf das weitere Leben haben werden oder mittelfristig zu relevanten medizinischen Behandlungen führen werden (z.B. Diabetes mit Durchblutungsstörungen => mögliche Amputationen, Chronisch obstruktive Atemwegserkrankung (COPD) => Abhängigkeit von Sauerstofftherapie oder Beatmungsgerät, besondere Formen des Muskelschwunds => dauerhafte Abhängigkeit vom Beatmungsgerät), sollten für diese Erkrankungen dezidierte Anweisungen aufgenommen werden.

Beispiele für die Formulierung konkreter Bedingungen sind

- „Wenn (... eine bestimmte, möglichst genau beschriebene, konkrete Situation) .... eintritt"

- „Wenn ich nach einer Hirnschädigung gleich welcher Ursache nicht mehr reden / essen / laufen / atmen / mit meiner Umwelt kommunizieren kann"

- „Wenn ich durch meine Erkrankung ....[1] dauerhaft von künstlicher Beatmung abhängig bin..."

- „Wenn ich aufgrund Gebrechlichkeit mein Bett / meine Wohnung nicht mehr verlassen kann ...."

Nicht empfehlenswert:

Patientenverfügungen, die allgemeine Aussagen und unscharfe bzw. unklare Formulierungen beinhalten, führen im konkreten Fall häufig dazu, dass ein Abgleich der Patientenverfügung mit der vorliegenden Situation keine Übereinstimmung ergibt.

Sie hilft dann nicht bei der Ermittlung des Patientenwillens oder führt sogar dazu, dass die Überprüfung der in

---

[1] z.B. COPD, Amyotrophe Lateralsklerose usw.

der Patientenverfügung vorhandenen Bedingungen eben nicht erfüllt sind, somit keine der dann geforderten Maßnahmen vorgenommen werden können.

Beispiele für unklare Formulierungen sind:

„Wenn ich mein Leben gelebt habe ...": Wann hat ein Mensch sein Leben gelebt? Wenn er ein bestimmtes Alter erreicht hat? Wenn seine Kinder selbständig sind? Empfehlung: diese Formulierung weglassen!

„Wenn ich dement geworden bin ...": Demenz ist keine Erkrankung, die wie der Blitz aus heiterem Himmel kommt, sondern langsam oder rasch fortschreitend abläuft. Empfehlung: Formulierung konkretisieren wie z.B. „Wenn ich aufgrund einer Demenz nicht mehr selbst essen und trinken kann..."

„Wenn ich nicht mehr am Alltag teilnehmen kann ...": Was bedeutet dieser Satz für den Betroffenen? Bedeutet es, dass man z.B. nicht mehr einkaufen gehen kann, keine Zeitung mehr lesen kann, keine Telefonate mehr führen kann? Empfehlung: Formulierung konkretisieren oder weglassen!

„Wenn mein Herz plötzlich stehen bleibt ...": die Formulierung ist zwar recht konkret, allerdings gilt diese Formulierung streng genommen so für jeden Herzstillstand, also auch für den, der z.B. im Rahmen einer Untersuchung, Operation oder auch als (kurzfristige) Nebenwirkung von Maßnahmen oder Medikamenten auftritt und der in diesem Fällen problemlos beseitigt werden kann. Empfehlung: Konkretisieren, unter welchen Umständen keine Wiederbelebung vorgenommen werden soll.

„Wenn ich an Schläuchen hänge ...": diese häufig zu findende Bedingung soll vermutlich eine Situation auf der Intensivstation umreißen, in der z.B. eine künstliche Beatmung oder eine Blutwäsche erforderlich ist. Für eine Bedingung einer Patientenverfügung ist sie viel zu unscharf und unzutreffend. Empfehlung: weglassen!

Konsequenzen

Wenn eine oder mehrere der in der Patientenverfügung aufgeführten Bedingungen zutreffen, leiten sich hieraus bestimmte, ebenfalls aufgeführte Konsequenzen ab. Diese Konsequenzen können je nach Formulierung zu einem Unterlassen, aber auch zu einer Durchführung bestimmter medizinischer Maßnahmen führen.

Was will ich?

Entgegen weit verbreiteter Ansicht muss eine Patientenverfügung nicht automatisch zu einem Unterlassen medizinischer Maßnahmen führen. Im Gegenteil: die Patientenverfügung kann sehr wohl Forderungen an eine maximale Behandlung von akuten und auch chronischen Erkrankungen enthalten. Insbesondere in Akutsituationen ist dies von vielen Menschen auch so gewünscht. Beispiele für Forderungen nach Behandlung können sein (modifiziert aus: [4]):

- „möchte ich, dass alles medizinisch Mögliche und Sinnvolle getan wird, um mich am Leben zu erhalten"

- „wünsche ich eine fachgerechte Schmerz- und Symptombehandlung"

- „wünsche ich Wiederbelebungsmaßnahmen"

- „wünsche ich künstliche Beatmung, wenn damit mein Leben gerettet oder verlängert werden kann"

Was will ich nicht?

Wenn der Betroffene bestimmte medizinische Maßnahmen bei Eintreten der vorher formulierten Bedingungen ablehnt, dann sollten auch hier die Wünsche bzw. Vorgaben an das Behandlungsteam möglichst konkret formuliert werden. Konkrete Beispiel für ein Unterlassen medizinisch indizierter Maßnahmen können sein:

- „wünsche ich keine künstliche Beatmung ..."

- „wünsche ich keine künstliche Ernährung ..."

- „wünsche ich keine Behandlung von Infektionen z.B. durch Antibiotika..."

- „wünsche ich eine Behandlung meiner Schmerzen..."

- „wünsche ich, dass keine Dialysen mehr durchgeführt werden"

- „wünsche ich keine Krankenhauseinweisung"

- „wünsche ich, dass kein Notarzt gerufen wird"

Unterscheidung akut vs. chronisch

Aus medizinischer wie aus juristischer Sicht besonders wichtig ist die Unterscheidung zwischen einer Akutsituation und einer langwierigen, unabsehbaren und möglicherweise fortschreitend, sich verschlechternden Situation. Patientenverfügungen, die hier nicht unterscheiden, sind aus Sicht des Autors besonders gefährlich, denn sie bringen den Betroffenen möglicherweise um realistische Chancen einer Heilung bzw. Wiederherstellung des Gesundheitszustandes.

Ein konkretes Beispiel aus einer echten Patientenverfügung:

Ein Patient schließt „bei schweren, lebensbedrohlichen Erkrankungen" den Einsatz der Intensivmedizin in Form der künstlichen Beatmung, der Blutwäsche und der Wiederbelebung aus". Unter diesen Bedingungen sind große, geplante Operationen, die möglicherweise den Einsatz der in der Patientenverfügung ausgeschlossenen Maßnahmen erforderlich machen, von Vornherein unmöglich.

TIPP: Patientenverfügungen sollten deshalb unbedingt so formuliert werden, dass sie im akuten Krankheitsfall oder im Rahmen von geplanten oder Notfall-Operationen dem Patienten indizierte Maßnahmen nicht vorenthalten. Ein Beispiel für eine Formulierung findet sich in Abschnitt 10.

5. Anforderungen an eine Patientenverfügung

Voraussetzungen

Voraussetzungen für die Erstellung einer Patientenverfügung sind Volljährigkeit und volle Einsichts- und Entscheidungsfähigkeit. Minderjährige können somit keine Patientenverfügung erstellen.

Form

Die Form einer Patientenverfügung ist in § 1901a des Bürgerlichen Gesetzbuches (BGB) geregelt. Dieser fordert die **Schriftform** und die **eigenhändige Unterschrift**.

Notarielle Beglaubigung

Die Patientenverfügung kann auch mit Hilfe eines Notars erstellt werden, dies ist aber nicht gesetzlich vorgeschrieben.

Zeugen

Ebensowenig gesetzlich vorgeschrieben ist das Hinzuziehen von Zeugen bei der Unterzeichnung der Patientenverfügung. Es kann aber hilfreich sein, wenn Zeugen im Zweifelsfall berichten können, dass der Verfasser bei der Erstellung der Patientenverfügung aus ihrer Sicht entscheidungs- und einsichtsfähig war.

Aktualisierung

Ebenfalls kann es nützlich sein, die Patientenverfügung in gewissen Abständen zu bestätigen, zu ergänzen oder auch ganz zu erneuern, wenn z.B. ein Sinnes- und Wertewandel dies erforderlich machen (siehe auch Kapitel 9).

6. Inhalte der Patientenverfügung

Die Patientenverfügung soll in ihrem Inhalt den *individuellen* Willen des Betroffenen definieren und beschreiben. Sie sollte neben konkreten Bedingungen und resultierenden Konsequenzen auch die persönlichen Einstellungen zum eigenen Leben und Sterben, weltanschauliche und religiöse Wertvorstellungen, und andere Aspekte und Äußerungen enthalten. Diese können ggf. bei der Auslegung der Patientenverfügung hilfreich sein.

Eine Patientenverfügung ist ein wichtiger Anhaltspunkt zur Ermittlung des tatsächlichen oder mutmaßlichen Willens. Sie kann temporär (z.B. im Rahmen geplanter Operationen) und situativ (z.B. bei Veränderungen im Familienkreis) Änderungen unterworfen sein. Insbesondere bei vorbestehenden chronischen, möglicherweise fortschreitenden Erkrankungen (z.B. Krebserkrankungen, Diabetes, Lungenerkrankungen wie Lungenfibrose oder COPD, Nerven- oder Muskelerkrankungen wie Multiple Sklerose, Muskelschwund, Amyotrophe Lateralsklerose) sollte auch auf Wünsche bei Spätfolgen oder möglicherweise zu erwartenden Komplikationen (z.B. Notwendigkeit einer Dauerbeatmung) eingegangen werden.

Was heißt individuell?

Eine Patientenverfügung ist umso authentischer und nützlicher, je individueller sie ihrem Inhalt nach erstellt wurde. Es ist daher nicht sinnvoll, Musterformulare zum Ankreuzen zu verwenden. Die Patientenverfügung sollte dokumentieren, dass der Verfasser sich ausführlich mit Tod und Sterben auseinandergesetzt hat, seine Entscheidungen wohl überlegt und nachhaltig getroffen hat. Das bloße Ankreuzen von vorgefertigten Formularen wird dieser Forderung nicht gerecht.

Dennoch können die durch das Bundesjustizministerium, durch Landesärztekammern, durch Kirchen und andere Organisationen veröffentliche Vorlagen zu Rate gezogen werden und hieraus einzelne Formulierungen oder Inhalte in die eigene Patientenverfügung übernommen werden.

Wer kann helfen?

Es kann sinnvoll sein, die angefertigte Patientenverfügung mit dem Bevollmächtigten, den engsten Angehörigen, dem Hausarzt, ggf. mit einem Rechtsanwalt, mit einem Pastor oder sonstigen Vertrauenspersonen zu besprechen. Wichtig hierbei ist, dass die Angesprochenen dieses Gespräch offen führen und nicht dem Ratsuchenden ihre eigenen

weltanschaulichen Ansichten oder Wertvorstellungen übertragen.

Teil III.

Und jetzt ist alles gut?

7. Wie wird eine Patientenverfügung umgesetzt?

Wie bereits beschrieben, greift die Patientenverfügung ja erst und nur dann, wenn der Verfasser nicht mehr selbst in der Lage ist, notwendige Entscheidungen zu treffen. Die behandelnden Ärzte sind dann an die in der Patientenverfügung aufgeführten Bedingungen ohne Wenn und Aber gebunden. Die Verpflichtung zur Beachtung der Patientenverfügung nach §1901a BGB gilt im Übrigen unabhängig davon, wie schwer der Betroffene erkrankt ist, also keineswegs erst in einer medizinisch aussichtslosen Situation.

Bedingungen der Patientenverfügung sind erfüllt

In den meisten Fällen ziehen erfüllte Bedingungen einer Patientenverfügung das Unterlassen oder Beenden von bestimmten Maßnahmen und Therapien nach sich. Man

spricht hier von Therapiebegrenzung oder Therapieabbruch.

Therapiebegrenzung

Unter Therapiebegrenzung versteht man den Verzicht auf
eine Erweiterung der laufenden therapeutischen Bemü-
hungen, beispielsweise

- den Übergang von unterstützender Beatmung mittels Atemmaske auf ein Beatmungsverfahren über
  einen Beatmungsschlauch (Tubus) oder durch einen
  Luftröhrenschnitt (Tracheotomie)

- den (zusätzlichen) Einsatz von Organersatzverfahren wie z.B. Dialyse beim akuten Versagen der Nieren oder zeitweiliger Herz-Lungen-Ersatz (ECMO)

- die erstmalige Anwendung oder die Steigerung einer Behandlung mit Katecholaminen (stark kreislaufwirksamen Medikamenten)

- die Einleitung oder Erweiterung der Behandlung
  von Infektionen durch Antibiotika

- die Verabreichung von künstlicher Ernährung über
  eine Vene oder eine Magensonde

Therapieabbruch

Von Therapieabbruch spricht man, wenn laufende Therapien aktiv beendet werden, also z.b.

- das sofortige und aktive Beenden von Organersatzverfahren wie z.b. Dialyse, Beatmung, ECMO

- die Beendigung einer Behandlung mit stark kreislaufwirksamen Medikamenten

- das sofortige Unterlassen der Behandlung von Infektionen mittels Antibiotika

- das Unterlassen von künstlicher Ernährung gleich welcher Art

Hochproblematisch in diesem Zusammenhang sind das „Abschalten des Beatmungsgerätes" und der ECMO, da diese Maßnahmen unmittelbar und sofort zum Tod führen. Diese Formen des Therapieabbruches werden von vielen Beteiligten (Angehörige, Pflegekräfte, Ärzte) als inakzeptabel angesehen und mit aktiver Sterbehilfe gleichgesetzt, was sie rein juristisch-formal nicht sind.

Patientenverfügung passt nicht auf vorliegende Situation

Häufig passt eine individuelle Patientenverfügung nicht auf die vorliegende Situation, aber die Angehörigen oder die Bevollmächtigten sind der Ansicht, dass der Patient mit den laufenden medizinischen Maßnahmen nicht einverstanden wäre, könnte er dies selbst entscheiden. Es sind dann Sätze zu hören wie „das hätte mein Vater nie gewollt...", „sie wollte nicht an Schläuchen hängen" oder „er wollte nie von Apparaten abhängig sein".

Hier ist es Aufgabe des behandelnden Arztes, den mutmaßlichen Willen des Betroffenen zu ermitteln - was sehr schwierig sein kann. Er muss in ausführlichen Gesprächen mit den Angehörigen versuchen, sich ein Bild über den Patienten zu machen, welches über allgemeine Bemerkungen hinausgeht.

Für die Ermittlung des mutmaßlichen Willens kann es hilfreich sein, den Ehepartner, die Kinder oder weitere, dem Betroffenen besonders nahe stehende Personen zu befragen. Wurden z.B. bei schwerer Erkrankung eines Verwandten oder guten Freundes entsprechende Bemerkungen gemacht wie „wenn ich so etwas habe, will ich keinesfalls mit Magensonde ins Pflegeheim kommen" oder „bevor ich mich nicht mehr mit euch unterhalten kann, will ich lieber sterben ..."?

Auch hier gilt: je konkreter die Angehörigen Beispiele nennen können, desto sicherer lässt sich der mutmaßliche Wille des Patienten ermitteln.

Allgemeinplätze wie „ich glaube nicht, dass er so was gewollt hätte", „er wollte nie leiden sondern einfach einschlafen" oder „er wollte nie zum Pflegefall werden" sind wenig hilfreich, denn sie treffen auf fast alle Menschen zu. Kein Mensch will lange krank sein oder Wochen auf einer Intensivstation verbringen, kein Mensch möchte zum Pflegefall werden und die meisten Menschen wünschen sich einen kurzen, schmerzlosen Tod.

8. Was passiert ohne Patientenverfügung?

Kommt ein Mensch durch eine akute oder chronische Erkrankung oder durch einen Unfall in eine Situation, in der schwerwiegende Entscheidungen über das weitere medizinische Vorgehen getroffen werden müssen und es liegt keine Patientenverfügung vor, - der Wille des Betroffenen ist somit nicht niedergeschrieben -, sind die behandelnden Ärzte (abgesehen von Akutsituationen) aufgefordert, den mutmaßlichen Willen des Patienten zu ermitteln. Im § 1901b BGB wird hierzu ausgeführt:

„Der behandelnde Arzt prüft, welche ärztliche Maßnahme im Hinblick auf den Gesamtzustand und die Prognose des Patienten indiziert ist. Er und der Betreuer erörtern diese Maßnahme unter Berücksichtigung des Patientenwillens als Grundlage für die nach § 1901a zu treffende Entscheidung. Bei der Feststellung des Patientenwillens [...] oder der Behandlungswünsche oder des mutmaßlichen Willens [...] soll nahen Angehörigen und sonstigen Vertrauenspersonen des Betreuten Gelegenheit zur Äußerung gegeben werden, sofern dies ohne erhebliche Verzögerung möglich ist. Die Absätze 1 und 2 gelten für Bevollmächtigte entsprechend" ([1]).

Aufgabe des Arztes ist es daher, nach Überprüfung der medizinischen Indikation die durchzuführenden Maßnahmen mit dem Betreuer bzw. dem Bevollmächtigten unter Berücksichtigung des Patientenwillens abzustimmen. Wie wichtig hierfür möglichst situationsbezogene, klare Aussagen des Betroffenen sind, wurde bereits in Kapitel 7 aufgeführt. Anschließend gilt es abzuwägen, inwieweit die von den Angehörigen ermittelten Angaben ein klares, einheitliches und stabiles Bild über den Patientenwillen ergeben.

Ist dies nicht der Fall, muss dem Betroffenen der Wille zum Weiterleben, - damit die Zustimmung zu den durchzuführenden Maßnahmen -, unterstellt werden. Entscheidungen über medizinische Maßnahmen werden dann in erster Linie nach der medizinischen Indikation gefällt.

9. Risiken einer Patientenverfügung

Im bisherigen Text wurde dargelegt, dass eine Patientenverfügung wichtig und nützlich ist, wenn es darum geht, den entscheidungsunfähigen Patienten entsprechend nach seinen Wünschen und Vorgaben zu behandeln - oder auch medizinische Maßnahmen und Therapien zu unterlassen, sofern der Betroffene diese in einer bestimmten Situation nicht wünscht. Durch die Patientenverfügung kann ein Mensch klare Anweisungen erteilen, die dann auch zu respektieren und zu beachten sind.

Das bedeutet: „Der Patient bekommt, was er bestellt hat". Demzufolge können Patientenverfügungen auch Risiken beinhalten und zu Konsequenzen führen, die der Verfasser möglicherweise überhaupt nicht so beabsichtigt oder gar gewünscht hat. Woran kann dies liegen und wie kann man solche Risiken vermeiden?

Werte- und Willenswandel

Gesundheit, Krankheit und insbesondere der Umgang mit Krankheit sind im Laufe des Lebens einem gewissen Wertewandel unterzogen. Erkrankungen, Situationen und Beeinträchtigungen, die ein junger Mensch am Anfang seines Lebens als völlig inakzeptabel ansehen mag, können dem Kranken in der Mitte seiner Jahre vorstellbar, dem alten Menschen sogar lebenswert erscheinen: auch ein auf Pflege angewiesener älterer Mensch kann seine Freude an den Besuchen seiner Enkel haben und z.B. den Alltag in einem Pflegeheim als durchaus schön, zumindest aber besser als den Tod empfinden.

Aber selbst bei schwer beeinträchtigten Kranken schwinden nicht automatisch Lebenswille und Lebensmut. Eine aktuelle Untersuchung der TU Dresden [6] untersuchte Patienten mit amyotropher Lateralsklerose (ALS), einer unheilbaren, fortschreitenden Muskelerkrankung, die schließlich zum Locked-In-Syndrom führt. Mit Ausnahme der Fähigkeit, die Augen zu bewegen - kommt es zur vollständigen Bewegungsunfähigkeit einschließlich der Unfähigkeit zu atmen - bei erhaltenem Bewusstsein! Über eine spezielle Technik war es möglich, diese Patienten bezüglich ihrer Lebensqualität zu befragen. Auf einer Skala von 0 (extrem schlecht) bis 100 (sehr gut) bewerteten die Betroffenen ihre Lebensqualität im Durchschnitt mit einem Wert von 80 - ihre Angehörigen hingegen wählten einen Wert um 50. Die Betroffenen haben somit ihre Lebensqualität wesentlich besser eingeschätzt als ihr soziales Umfeld.

Gerade bei der ALS wissen die Erkrankten, dass ihre Krankheit früher oder später zur vollständigen Abhängigkeit von einem Beatmungsgerät führen wird. Viele sprechen sich in ihrer Patientenverfügung gegen eine künstliche Beatmung aus, „wenn es soweit ist". Doch nicht wenige wünschen dann in der akuten Situation des „nicht mehr atmen Könnens" dennoch den Einsatz eines Beatmungsgerätes, auch und obwohl sie wissen, dass sie dieses Beatmungsgerät nie wieder loswerden können.

Falsche Formulierungen aus Unwissenheit

Manche Menschen beschreiben in ihren Patientenverfügungen sehr genau und klar die zu unterlassenden Maßnahmen. Beispielsweise verbieten sie Wiederbelebungsmaßnahmen bei Herzstillstand grundsätzlich und ohne Differenzierung der Ursachen oder Folgen des Kreislaufstillstandes. Oder sie lehnen jede Form von künstlicher Beatmung oder sämtliche Verfahren zum Organersatz ab.

Diese radikale Ablehnung hat ihren Ursprung nicht selten in der Angst, dass in derartigen Situationen „eh keine Heilung mehr möglich ist" oder ein Organausfall automatisch zur dauerhaften Abhängigkeit vom Beatmungsgerät oder von der Dialyse führen wird. Oftmals fehlt dem normalen Bürger das für eine rationale und objektive Beurteilung notwendige medizinische Fachwissen. Er kann deshalb Festlegungen treffen, deren Tragweite er nicht überschauen kann. Die Konsequenz ist aber, dass - sofern die Patientenverfügung greift - diese auch umgesetzt werden muss.

Betroffener wird um eventuell wünschenswerte Chancen gebracht

Fast alle Menschen hängen am Leben, auch im fortgeschrittenen Lebensalter. Und die Medizin kann heute vieles bewirken, wenn auch keine Wunder! Eine zu eng gefasste und insbesondere nicht zwischen akuter Erkrankung und chronisch-fortschreitendem Leiden differenzierende Patientenverfügung kann den Verfasser ohne Weiteres auch um Chancen auf Genesung oder zumindest Besserung seines Leidens bringen, wenn die Bedingungen der Patientenverfügung erfüllt sind und der Verfasser sich nicht mehr äußern kann, ob er möglicherweise doch einen medizinisch indizierten Therapieversuch wünscht. Denn die Behandler sind an die Vorgaben der Patientenverfügung rechtlich gebunden und können hiervon grundsätzlich nicht abweichen.

Risiko der Übertragung

Sofern die Inhalte einer Patientenverfügung zu allgemein formuliert sind oder auf die vorliegende klinische Situation nicht zutreffen, werden die Ärzte versuchen, den mutmaßlichen Willen des Patienten zu ermitteln. Sie sind hier auf die Mitarbeit der Angehörigen und der Bevollmächtigten angewiesen. Anhand deren Schilderungen und Auskünfte muß der Arzt versuchen einzuschätzen, was der Patient in der vorliegenden Situation wünscht und was nicht.

Nach unserer Erfahrung kommt es im Rahmen dieser Er-
mittlungen immer wieder zum Phänomen der Übertragung. Die Bevollmächtigten lehnen bestimmte Maßnahmen kategorisch ab, weil sie selbst sich eine Situation wie
die jetzt Vorliegende nicht wünschen und nicht vorstellen
können. Sie übertragen ihre eigenen Vorstellungen von Le-
bensinhalt, Lebensqualität und Leidensfähigkeit auf den
Betroffenen. Diese Übertragung darf hingegen auf keinen
Fall auftreten, denn der Bevollmächtigte darf nie aus seiner Sicht, sondern nur aus der Sicht des Betroffenen Entscheidungen fällen. Wir weisen Bevollmächtigte und Angehörige immer wieder sehr eindringlich darauf hin, dass
nicht ihre Meinung oder ihre Vorstellungen relevant sind,
sondern ausschließlich die Wünsche des Patienten.

Überforderung des Bevollmächtigten

Manche schweren Krankheitsverläufe können eine wochen-
oder monatelange Intensivbehandlung erfordern. Natürlich belastet dies den Patienten extrem und führt beim
wachen, orientierten Patienten häufig zu einer vorübergehenden Phase schwerer Depression. Insbesondere in Krank-
heitsphasen, in denen sich die Patienten schlecht fühlen,
keimt bei ihnen auch der Wunsch nach dem Tod.

Aber auch die Angehörigen kommen bei solchen langen
Krankheitsverläufen psychisch und physisch an ihre Grenzen. Sie empfinden den Patienten als Gequälten, Leiden-
den, der sich nach Erlösung sehnt. Die Bevollmächtig-

ten spüren dann gelegentlich die aus der erhalten Vollmacht resultierende Verpflichtung, den Patienten von seinem Leiden zu befreien, indem einer Fortsetzung der Behandlung die Einwilligung entzogen wird.

Manchen Bevollmächtigten wird erst jetzt bewusst, welche Verantwortung sie mit Übernahme der Bevollmächtigung übernommen haben und wie schwer sie an dieser Verantwortung zu tragen haben.

Aufgabe der behandelnden Ärzte ist es auch hier, die Bevollmächtigten und die Angehörigen zu entlasten. Dies kann durch offene, ehrliche und ausführliche Gespräche erfolgen. Hier muss über den Krankheitsverlauf, die sinnvollen und medizinisch indizierten Maßnahmen, die zu erreichenden Ziele, aber auch über die Vorgaben und Wünsche des Patienten und die zu erwartenden Erfolgsaussichten gesprochen werden und daraus ein von Behandlern wie vom Betroffenen bzw. vom Bevollmächtigten gemeinsam getragener Konsens gefunden werden.

Bevollmächtigte drängen auf Umsetzung der Patientenverfügung aus anderen Gründen

Glücklicherweise selten ist die Konstellation, in der ein Bevollmächtigter offensichtlich nicht die Interessen des Vollmachtgebers vertritt. Hierbei fallen Bevollmächtigte durch vorgefertigte, felsenfeste Ansichten auf, die auch bei objektiver Betrachtung den Verdacht schüren, der Bevollmächtigte möchte sich - weshalb auch immer - seines kranken Angehörigen entledigen. Riskant ist hier aus Sicht des Autors die heute geltende Rechtslage, die auch bei Entscheidungen über Leben und Tod keine Überprüfung durch das Betreuungsgericht vorsieht, sofern zwischen Arzt und Bevollmächtigtem Konsens besteht. Die Kombination aus unklar oder schlecht formulierter Patientenverfügung, einem forsch auftretenden und fordernden Bevollmächtigten und einem Arzt, der sich hiervon beeindrucken und überzeugen lässt, kann zum Therapieabbruch und somit zum Tod des Betroffenen führen. Nährt der Bevollmächtigte beim Arzt den Verdacht, nicht die Interessen des Vollmachtgebers zu vertreten, sondern möglicherweise gar seinen eigenen Vorteil zu suchen, so wird der Arzt unverzüglich das Betreuungsgericht einschalten.

10. Tipps für eine gute Patientenverfügung

Nehmen Sie kein Formular!

Wie unter Abschnitt 2 erläutert, müssen Patientenverfügungen die Wünsche und Vorgaben des Vollmachtgebers möglichst konkret beschreiben. Sehr hilfreich sind zudem alle Hinweise und Indizien, die zeigen, dass der Betroffene sich mit dem Inhalt der Patientenverfügung und mit den Themen Tod und Sterben wirklich auseinandergesetzt hat. Dies wird durch das Ankreuzen einzelner Möglichkeiten eines Formulars eher nicht nachvollziehbar sein.

Verzichten Sie also auf vorgefertigte Formulare, sondern formulieren Sie Ihre Patientenverfügung selbst. Natürlich können Sie hierfür vorhandene Patientenverfügungen als Vorlage oder als Anregung verwenden. Bringen Sie aber unbedingt Ihre persönlichen Wünsche und Ansichten mit ein.

Unterscheiden Sie zwischen akuter Erkrankung und chronisch - fortschreitendem Verlauf

Wenn Sie hier nicht differenzieren, riskieren Sie einen raschen Therapieabbruch medizinischer, insbesondere intensivmedizinischer Maßnahmen, unabhängig davon, ob diese Sie wieder gesund machen können. Denn in § 1901a Satz. 3 BGB wird ausdrücklich darauf hingewiesen, dass eine wirksame Patientenverfügung unabhängig von Art und Stadium einer Erkrankung zu beachten ist.

Wollen Sie dies vermeiden, verwenden Sie eine Formulierung, die den behandelnden Ärzten in der Akutphase die Freiheit lässt, sämtliche für Sie in Ihrer Situation indizierte Maßnahmen zu ergreifen, um Sie zu heilen und zu retten. Gleichzeitig können Sie festlegen, ab wann Sie eine Fortführung der Intensivtherapie nicht länger zustimmen (z.B. nach 4 oder 8 Wochen).

Ein Beispiel für die Beschreibung dieser Unterscheidung ist:

„Bei einer neu aufgetreten, akuten schweren Erkrankung wünsche ich grundsätzlich, dass zunächst alles Mögliche unternommen wird, um diese Erkrankung zu behandeln. Dies schließt Wiederbelebungsmaßnahmen, Beatmung, Operationen und den Einsatz von Organersatzverfahren (z.B. Nierenersatzverfahren) mit ein."

Reden Sie mit Ihrem Ehepartner und Ihren Kindern

Auch wenn Tod und Sterben ein Tabu-Thema in unserer Gesellschaft ist - reden Sie mit Ihren Angehören! Möglicherweise fällt es Ihnen leichter im Zusammenhang mit konkreten Vorkommnissen im Verwandten- und Bekanntenkreis. Wenn beispielsweise ein Freund nach einer Wiederbelebung mit schwerem Hirnschaden in ein Pflegeheim verbracht werden muss, nutzen Sie die Situation für eine Information an Ihre Familie. Wenn für Sie beispielsweise die Unterbringung in einem Pflegeheim nach einem schweren Hirnschaden mit dauerhafter Bewußtlosigkeit nicht akzeptabel ist, dann verbieten Sie für solche Fälle konkrete Maßnahmen wie z.B. künstliche Ernährung, Behandlung mit Antibiotika, Beatmung usw.

Formulieren Sie konkrete Wünsche

Füllen Sie Ihre Patientenverfügung mit konkreten Wünschen und Vorgaben. Versuchen Sie, die wichtigsten medizinischen Probleme zu erwähnen. Treffen Sie hier Vorkehrungen für Langzeitbeatmung, Nierenersatztherapie, Ernährung, Behandlung von Infektion (insbesondere Lungenentzündungen), Demenz, Gehirnschädigung mit Verlust der Fähigkeit, Einsichten zu gewinnen, Entscheidungen zu treffen und mit anderen Menschen in Kontakt zu treten, Endstadium einer tödlichen (Krebs-) Erkrankung.

Wenn Sie an bestimmten, nicht heilbaren, chronisch verlaufenden und möglicherweise zum Tode führenden Erkrankungen leiden, formulieren Sie hier das Vorgehen möglichst präzise. Beispiele hierfür sind Heimbeatmung bei neurologischen Erkrankungen, Muskelerkrankungen oder COPD, Amputationen bei Diabetes oder arterieller Verschlußkrankheit.

Beispiele aus Patientenverfügungen beschreiben konkrete Wünsche:

„Ist das Gehirn schwerst geschädigt und ist nicht zu erwarten, dass ich jemals wieder kognitive Fähigkeiten erlangen kann, einen Willen äußern oder mit anderen Menschen kommunizieren kann, möchte ich nicht, dass (lebensverlängernde) Maßnahmen wie eine künstliche Ernährung oder Behandlungen mit Antibiotika, Transfusionen, kreislaufstützenden Medikamenten und Ähnlichem durchgeführt werden".

„Wenn der Verfall meiner körperlichen oder geistigen Kräfte so weit fortgeschritten ist, dass ich mein Bett nicht mehr verlassen kann, wünsche ich bei akuten Erkrankungen wie Lungenentzündung, Herzinfarkt, Schlaganfall und Vergleichbarem keine Krankenhauseinweisung, auch wenn diese Erkrankungen lebensbedrohlich sind oder werden können."

„Wenn der Verlauf der Erkrankung so ist, dass ich nach Ansicht der behandelnden Ärzte im Sterben liege, möchte ich, dass meine Schmerzen, Atemnot, Angstzustände u.a. durch Schmerzmittel gelindert werden, auch wenn die Medikamente als Nebenwirkung den Eintritt des Todes beschleunigen."

„Medizinische Maßnahmen, die den bereits eingetretenen Sterbeprozess nur verzögern, sollen nicht erweitert oder intensiviert werden. Hierzu zähle ich u.a. die Durchführung einer künstlichen Beatmung, die Anwendung von von kreislaufwirksamen Medikamenten (Katecholamine) oder die Wiederbelebung."

Legen Sie fest, dass Therapiebegrenzungen nur mit Einverständnis des Bevollmächtigten stattfinden

Treffen Sie Sorge, dass Therapiebegrenzungen nur im Konsens zwischen dem Behandlungsteam und Ihrem Bevollmächtigten erfolgen können.

Beispiel aus einer Patientenverfügung:

„Eine Begrenzung oder Rücknahme der laufenden Behandlung wird nur in Absprache und mit Zustimmung meines Bevollmächtigten gestattet."

Passen Sie die Inhalte Ihrer Patientenverfügung immer wieder an

Wie im Abschnitt 9 aufgezeigt, können sich Ihre Wünsche und Werte verändern. Passen Sie daher Ihre Patientenverfügung immer wieder an die aktuelle Lebenssituation an. Was für Sie lebenswert ist, können nur Sie selbst definieren.

Nehmen Sie Ihre Patientenverfügung in regelmäßigen Abständen zur Hand und lesen Sie die von Ihnen getroffenen Vorgaben. Treffen alle Ihre Vorgaben weiterhin zu? Fehlt Ihnen eine wichtige Regelung? Ändern oder ergänzen Sie Ihre Patientenverfügung bei Bedarf.

Versehen Sie die Patientenverfügung mit Datum und Unterschrift

Auch wenn Sie Ihre Patientenverfügung nicht ändern möchten, versehen Sie die Patientenverfügung mit Datum und Unterschrift. Dies ist ein Hinweis, dass Sie sich die Patientenverfügung regelmäßig zur Hand genommen haben und dass der Inhalt weiterhin Ihren Wünschen entspricht.

Definieren Sie Abweichungen für bevorstehende große Operationen

Formulieren Sie in Ihrer Patientenverfügung einen Absatz, in dem Sie die Vorgaben der Patientenverfügung für geplante große Operationen für einen bestimmten Zeitraum (z.B. für vier oder acht Wochen) außer Kraft setzen.

Treffen Sie Vorkehrungen bei speziellen Erkrankungen

Wenn Sie an Erkrankungen leiden, die dauerhafte regelmäßige Behandlungen erfordern, sollten Sie Vorkehrungen treffen, dass bei Vorliegen bestimmter Bedingungen (z.B. dauerhaftes Koma nach Wiederbelebung) diese Behandlungen nicht weiter fortgesetzt werden.

Werden Sie z.B. wegen einer Nierenerkrankung regelmäßig dialysiert, so sollten Sie - wenn das Ihr Wille ist - festlegen, dass bei Vorliegen der formulierten Bedingungen eine chronische Dialyse nicht weiter fortgesetzt wird.

Informieren Sie Ärzte über Ihre Patientenverfügung

Wenn Sie wegen einer akuten Erkrankung oder einer notwendigen Operation im Krankenhaus aufgenommen werden, informieren Sie den aufnehmenden Arzt, dass Sie eine

Patientenverfügung besitzen. Wenn möglich, bringen Sie eine Kopie der Patientenverfügung zur Krankenhausaufnahme mit.

Fordern Sie keine aktive Sterbehilfe

Vermeiden Sie unbedingt Vorgaben, die den Gesetzen unseres Landes widersprechen. Fordern Sie keine aktive Sterbehilfe („ ... will ich, dass mein Arzt mich durch eine Spritze von meinem Leiden erlöst") oder fordern Sie vom Arzt keine Beihilfe zum Suizid („wenn ich meinem Leben von eigener Hand ein Ende bereite, wünsche ich, dass ein evt. hinzugerufener Notarzt diesen Entschluss respektiert") - er darf dieser Forderung nicht nachkommen.

11. Tipps für Bevollmächtigte

Reden Sie mit dem Vollmachtgeber

Wenn Sie von Ihrem Angehörigen als Bevollmächtigter gewählt werden, übernehmen Sie eine Verantwortung, deren Bedeutung Sie meist erst im Zusammenhang mit lebensbedrohlichen Erkrankungen des Vollmachtgebers erkennen werden.

Wenn die erteilte Vorsorgevollmacht Ihnen die Entscheidung in Angelegenheiten der Gesundheitssorge überträgt, Sie also in Untersuchungen, in Heilbehandlungen oder ärztliche Eingriffe einwilligen oder diese auch ablehnen dürfen, müssen Sie frühzeitig mit dem Vollmachtgeber über seine Vorstellungen und Wünsche in den in diesem Buch beschriebenen Situationen sprechen.

Sie haben mit der Vollmacht zumeist auch die Aufgabe übernommen, Einwilligung in Maßnahmen zu widerrufen, wenn sie durch die Patientenverfügung abgelehnt werden. Auch die Durchsetzung der Patientenverfügung wurde Ihnen in aller Regel übertragen.

Ebenso sind offene Gespräche erforderlich, wenn schwere Erkrankungen auftreten, möglicherweise Operationen erforderlich sind und der Betroffene noch zur eigenen Willensbildung fähig ist. Fragen Sie konkret, was zu tun ist, wenn sich ein langwieriger Verlauf ergibt und das vom Betroffenen angestrebte Ziel nicht erreichbar ist. Erkundigen Sie sich, was für den Betroffenen akzeptabel und erwünscht ist und wo eine nicht zu überschreitende Grenze liegt.

Haben Sie Vertrauen zum Behandlungsteam

Wie im Vorwort und in Kapitel 1 erwähnt, werden Sie durch die Medien regelmäßig mit „Horrorgeschichten" zum Thema Krankenhaus und Intensivmedizin konfrontiert. Lassen Sie all diese Informationen links liegen und bauen Sie Vertrauen zum Behandlungsteam auf. Für verantwortungsvolle Ärzte ist Medizin kein Selbstzweck, sondern dient - entgegen aller plakativen Angriffe über die „rein ökonomisch getriggerte Gesundheitswirtschaft" - zuallererst dem Wohl des Patienten. Und das Behandlungsteam kennt nicht nur die Möglichkeiten, sondern auch sehr genau die Grenzen der Medizin.

Suchen Sie frühzeitig das Gespräch

Führen Sie frühzeitig Gespräche mit dem behandelnden Arzt. Die wichtigste wissenschaftliche Fachgesellschaft für die Intensivmedizin, die Deutsche Interdisziplinäre Vereinigung für Intensiv- und Notfallmedizin, hat bereits im Jahr 2010 das regelmäßige und strukturierte Angehörigengespräch als einen von zehn Qualitätsindikatoren für Intensivstationen eingeführt. Viele Intensivstationen führen diese Gespräche und dokumentieren sie auch. Der behandelnde Arzt wird Ihnen im Gespräch die aktuelle klinische Situation und das geplante therapeutische Vorgehen einschließlich des angestrebten Therapieziels erläutern. Danach wird er sich nach dem möglicherweise in einer Patientenverfügung niedergeschriebenen Patientenwillen erkundigen. Am Ende des Gespräches wird er versuchen, eine Einschätzung der Erfolgsaussichten und eine Prognose zu den angestrebten Zielen vorzunehmen und zusammen mit Ihnen ein Fazit als Vorlage und Anweisung für das weitere Vorgehen zu formulieren.

Diese Gespräche werden Ihnen auch Gelegenheit geben, Ihre Kenntnisse über den Willen des Betroffenen und ggf. auch Ihre Bedenken hinsichtlich der therapeutischen Ziele zu äußern. Offenheit und Ehrlichkeit, gekoppelt mit gegenseitigem Vertrauen, sind die Basis für diese Gespräche. Bedenken Sie aber auch, dass ein derartiges Gespräch Zeit kostet und nicht einfach zwischen Tür und Angel geführt werden kann. Versuchen Sie, einen konkreten Termin mit dem behandelnden Arzt zu vereinbaren und kalkulieren Sie auch für einen fest vereinbarten Termin ausreichend Wartezeit mit ein.

Halten Sie eine Patientenverfügung nicht zurück

Manche Angehörige zögern, dem behandelnden Arzt eine vorhandene Patientenverfügung auszuhändigen, da sie dadurch unmittelbare Konsequenzen wie einen Therapieabbruch befürchten. Diese Sorgen sind im Großen und Ganzen unberechtigt, insbesondere, wenn Sie als Bevollmächtigter für den Betroffenen entscheiden sollen. Vor einer Therapiebegrenzung oder gar einem Therapieabbruch wird eine vorliegende Patientenverfügung auf jeden Fall nochmals mit dem Bevollmächtigten besprochen. Ein verantwortungsvoller Arzt wird niemals leichtfertig eine Therapieentscheidung fällen, ohne sich durch Gespräche mit den Angehörigen und dem Bevollmächtigten davon zu überzeugen, dass die Patientenverfügung auch das ausdrückt, was der Betroffene wirklich will.

Schämen Sie sich nicht bei Überforderung

Wie in Kapitel 9 dargelegt, kommt es häufig zu psychischen und physischen Überforderungen der Angehörigen oder auch des Bevollmächtigten, wenn ein Krankheitsverlauf langwierig und von Phasen von Auf und Ab geprägt ist. Ganz besonders belastend ist die Aufgabe des Bevollmächtigten, dem Willen des Betroffenen Geltung zu verschaffen, wenn dies den Tod des Patienten bedeutet. Die Überforderung kann so weit gehen, dass sich Bevollmächtigte außer Stande sehen, die Vollmacht weiter wahrzunehmen. Sprechen Sie auch hierüber mit dem behandelnden Arzt. Er wird hierfür Verständnis haben und Ihnen berichten, dass diese Phänomene der Überforderung nicht an Ihrem persönlichen Unvermögen liegen, sondern eine sehr häufige, durchaus natürliche Reaktion sind. Er wird - gemeinsam mit Ihnen - Wege finden, das Problem zu lösen. Möglicherweise kann Ihre Aufgabe für eine gewisse Zeit ein gerichtlich bestellter Betreuer wahrnehmen.

12. Häufig gestellte Fragen

Wie kann man Patientenverfügung widerrufen?

Eine Patientenverfügung kann jederzeit widerrufen werden, solange man selbst noch in der Lage dazu ist. Hierzu muss man entscheidungsfähig sein. Man kann die Patientenverfügung vernichten oder besser noch die Patientenverfügung schriftlich widerrufen. Genauso kann man die komplette Patientenverfügung oder auch nur einzelne Inhalte der Patientenverfügung durch mündlichen Widerruf außer Kraft setzen, z.B. im Falle einer schweren Atemnot. Ein Widerruf ist allerdings nahezu unmöglich, wenn man sich nicht mehr äußern kann oder bewusstlos ist.

Brauche ich Rechtsberatung durch Notar oder Rechtsanwalt?

Nein. Um eine gültige Patientenverfügung zu verfassen, ist eine Rechtsberatung nicht vorgeschrieben. Legt man großen Wert auf eine hohe Rechtssicherheit, kann man eine Beratung durch Notar oder Rechtsanwalt in Anspruch nehmen.

Brauche ich medizinische Beratung durch einen Arzt?

Nein. Auch die Beratung durch einen Arzt ist gesetzlich nicht vorgeschrieben. Natürlich können Sie dennoch Ihre Patientenverfügung mit Ihrem Arzt besprechen.

Muss ich meine Vorsorgevollmacht oder meine Patientenverfügung amtlich verwahren lassen?

Nein. Beide Dokumente müssen nicht amtlich verwahrt werden, weder bei Gericht noch bei einem Notar. Sie sollten allerdings dafür sorgen, dass der Aufbewahrungsort dieser Dokumente den Personen Ihres Vertrauens bekannt ist.

Muss ich Kopien der Vorsorgevollmacht oder der Patientenverfügung meinen Bevollmächtigten aushändigen?

Nein, dies ist nicht vorgeschrieben. Die Bevollmächtigten können allerdings im Bedarfsfall einfacher und schneller handeln, wenn sie über amtlich beglaubigte Kopien der beiden Dokumente verfügen.

Wird die Umsetzung der Patientenverfügung durch Gerichte überprüft?

Gerichte überprüfen die Umsetzung von Anweisungen einer Patientenverfügung nicht von Amts wegen. Sie werden nur auf Antrag tätig. Im Regelfall wird das Wirksamwerden einer Patientenverfügung nicht durch ein unabhängiges Gericht bestätigt. Die behandelnden Ärzte sind aufgerufen, das Betreuungsgericht anzurufen, wenn zwischen Behandlungsteam und Bevollmächtigtem bzw. Betreuer kein Konsens gefunden werden kann oder keine Vorsorgevollmacht vorhanden ist.

Wie kann eine Behandlung beendet werden ohne den Betroffenen ersticken zu lassen?

In Fällen der Ablehnung einer (dauerhaften) künstlichen Beatmung durch eine Patientenverfügung besteht die Möglichkeit der sog. terminalen Extubation, d.h. das aktive Entfernen des Beatmungsschlauches, was dann in kürzester Zeit zum Atemversagen, letzlich zum Ersticken führt. Diese Prozedur ist innerhalb der Ärzteschaft und auch unter Pflegekräften sehr umstritten und wird äußerst kontrovers diskutiert und vielfach kategorisch abgelehnt, denn die Abgrenzung zur aktiven Sterbehilfe ist schwierig. Verantwortungsvolle Ärzte finden für derartige Situationen andere, weniger brachiale Wege, dem Sterben des Patienten nicht im Weg zu stehen.

Kann eine einmal begonnene Behandlung (Dialyse, künstliche Ernährung, Beatmung) auch beendet werden?

Ja. Für alle Therapien, - auch längerfristige -, sind ärztliche Indikation und das Einverständnis des Patienten Voraussetzung für die Durchführung. Fällt die Indikation z.B. für eine Dialyse weg, weil der Patient sich im Sterbeprozeß befindet, darf sie wegen fehlender Indikation nicht weiter durchgeführt werden. Fehlt das Einverständnis durch eine entsprechend formulierte und zutreffende Patientenverfügung, darf auch eine Ernährung z.B. durch eine Magensonde nicht länger fortgeführt werden.

Wo erhalte ich eine brauchbare Vorlagen für die Formulierung meiner Patientenverfügung

Aus Sicht des Autors bietet die vom Bundesministerium für Justiz und Verbraucherschutz zur Verfügung gestellte Sammlung von geeigneten Formulierung für eine Patientenverfügung eine sehr gute Grundlage für eine individuell erstellte Patientenverfügung. Sie steht auf der Website des Ministerium zum Download bereit (www.bmjv.de). Dort steht auch ein Muster einer Vorsorgevollmacht zum Download bereit.

Teil IV.

Patientenverfügungen in Zeiten der Corona-Pandemie

13. Die Corona-Pandemie

13.1. Die Erkrankung COVID-19

Im Januar 2020 ist erstmals in der Stadt Wuhan (China) eine neue, bislang unbekannte Erkrankung aufgetreten ist. Sie wird durch ein neuartiges Corona-Virus (COVID-19)[1] ausgelöst und breitet sich seitdem über die ganze Welt aus. Die WHO hat im Februar den Pandemie-Fall festgestellt und COVID-19 als weltweite Bedrohung definiert. Bei einem hohen Anteil der Infizierten läuft diese Erkrankung glimpflich ab, allerdings erkranken etwa 10 % der Infizierten ernsthaft und entwickeln eine schwere virusbedingte Lungenentzündung. Bei etwa 5 % kommt es zum lebensbedrohlichen akuten Lungenversagen (ARDS), was eine Behandlung auf einer Intensivstation mit künstlicher Beatmung erforderlich macht. Weltweit liegt die Sterblichkeit bei ca. 1 bis 12 % der Erkrankten.

Insbesondere Risikogruppen (hohes Alter, vorbestehende Lungenerkrankungen, Abwehrschwäche z.B. durch ei-

---

[1] Die Informationen zur Corona-Pandemie beruhen auf den bis zum Zeitpunkt der Drucklegung (6.4.2020) vorhandenen Daten. Aufgrund der Dynamik der Pandemie können diese Werte bereits in kurzer Zeit nicht mehr richtig sein.

ne Tumorerkrankung, Herzerkrankungen und besonders die Kombination von Risiken) haben ein relevantes Risiko, lebensbedrohlich zu erkranken und auch daran zu versterben. In China, aber auch in europäischen Ländern wie Italien und Spanien sind die Opferzahlen durch CO-VID19 erschreckend hoch, die Pandemie ist weiterhin auf dem Vormarsch. Da bis jetzt kein Medikament zur Behandlung zur Verfügung steht, dessen Wirksamkeit überzeugend belegt ist, ist bislang nur eine symptomatische Therapie möglich. Diese besteht in leichteren Fällen in der Gabe von Sauerstoff, in schweren Fällen die Anwendung von künstlicher Beatmung, medikamentöser Kreislaufunterstützung und ggf. auch einer vorübergehenden Nierenersatztherapie oder Lungenersatztherapie.

13.2. COVID-19 und Intensivmedizin

Aus Erfahrungen in China, Italien und Spanien wissen wir, dass in diesem Ländern eine sehr hohe Zahl an schwer Erkrankten eine Intensivbehandlung benötigt. Leider besteht dort ein Mißverhältnis zwischen der Zahl der intensivpflichtigen Patienten und den tatsächlich verfügbaren Intensivbetten.

So steht eine Intensivtherapie in diesem Ländern nicht für alle in Frage kommenden Patienten zur Verfügung. Es muss vielmehr unter allen Patienten eine Auswahl getroffen werden, wer von den Erkrankten eine Intensivtherapie erhält und wer nicht. Diese Auswahl nennt man Triage

und war bis vor kurzem eine Methode für das erwähnte
Mißverhältnis im Katastrophen- und Kriegsfall, drängt
sich aber mit COVID-19 in die klinische Realität auch
hoch entwickelter Länder mit exzellenten und leistungs-
fähigen Gesundheitssystemen.

13.3. Triage

Die Entscheidung über die Zuteilung von Intensivbetten
in der COVID-19-Pandemie ist für alle Akteure extrem
belastend, weicht sie doch vom ärztlichen Grundprinzip
ab, jedem Patienten gleichermaßen zu helfen. Deutschland verfügt im Gegensatz zu den meisten europäischen
Ländern weit mehr Intensivbetten (z.B. Italien 10 Betten
je 100.000 Einwohner, Deutschland 32 Betten je 100.000
Einwohner). In der Vorbereitung der Pandemie werden in
vielen Krankenhäusern weitere Intensivbetten aufgestellt
und mit erforderlichem Personal und Technik ausgestattet. Dennoch gehen die medizinischen Fachgesellschaften
(Deutsche interdisziplinäre Vereinigung für Intensiv- und
Notfallmedizin, Deutsche Gesellschaft für Anästhesiologie
und Intensivmedizin, Deutsche Gesellschaft für Internistische Intensivmedizin und Notfallmedizin u.a.) sowie die
Akademie für Ethik in der Medizin von einem Bedarf an
Intensivbetten aus, die über die vorhandenen und zusätz-
lich bereitgestellten hinaus gehen werden. Diese Gesell-
schaften haben daher im März 2020 eine Empfehlung zur
Entscheidungsfindung veröffentlicht [5], wonach die Ent-

scheidung zur Verteilung der Intensivbetten nach mehreren Faktoren getroffen werden soll:

Patientenzentrierte Entscheidungsgrundlage: demnach ist eine Intensivtherapie nicht indiziert bei unaufhaltsam begonnenem Sterbeprozeß, bei medizinisch aussichtsloser Situation (Therapie führt nicht zur Besserung, Überleben dauerhaft außerhalb der Intensivstation nicht möglich) und bei Ablehnung einer Intensivtherapie durch den Patienten

Zusätzliche Entscheidungsgrundlagen: bei einem Mißverhältnis zwischen vorhandenen Intensivbetten und intensivpflichtigen Patienten muss eine Priorisierung erfolgen. Die Priorisierung soll sich an dem Ziel orientieren, möglichst vielen Patienten eine erfolgversprechende intensivmedizinische Behandlung zu ermöglichen. Diese Priorisierung soll zwischen allen intensivpflichtigen Patienten getroffen werden, nicht nur innerhalb der Gruppe der COVID-19-Patienten und darf weder ausschließlich aufgrund des Lebensalters oder sonstiger sozialer Kriterien erfolgen. Im Extremfall muss auch damit gerechnet werden, dass eingeleitete, aber leider nicht zur Besserung führende Intensivtherapien beendet werden (= Therapieabbruch)

Verfahren der Entscheidungsfindung: Für die Entscheidungsfindung hält die zitierte Empfehlung definierte Verfahren bereit, die ergebnisoffen immer im Mehraugenprinzip (mindestens zwei Ärzter der Intensivstation, möglichst eine Pflegekraft, weitere Fachvertreter, klinische Ethikkomitee) gefällt werden müssen und auch die Option einer erneuten Überprüfung nach einem gewissen Intervall vorsehen. Sicher ist die Entscheidung zur Priorisierung sehr schwierig und für die Entscheider extrem belastend.

13.4. Welche Rolle spielt eine Patientenverfügung bei COVID-19?

Es lohnt sich, sich über die persönlichen Wünsche für den Fall einer COVID-19-Erkrankungen Gedanken zu machen und umgehend eine bereits angefertigte Patientenverfügung noch einmal kritisch zu überprüfen und an die aktuelle Situation anzupassen.

Eine Patientenverfügung, die undifferenziert jegliche „lebensverlängernde Maßnahmen" oder „künstliche Beatmung" oder „Intensivbehandlung" ausschließt (siehe Kap. 4), signalisiert dem Behandlungsteam, dass bei einer COVID-19-Erkrankung seitens des Betroffenen grundsätzlich keine Intensivtherapie gewünscht wird, auch, wenn diese medizinisch sinnvoll ist. Eine Triage ist damit grundsätzlich nicht erforderlich und der Betroffene erhält eine Behandlung auf der Normal- oder Pallativstation.

Enthält die Patientenverfügung den ausdrücklichen Wunsch, im Akutfall sämtliche medizinische angezeigte Maßnahmen zu erhalten, wird erforderlichenfalls eine Behandlung auf der Intensivstation erfolgen bzw. im Fall einer Priorisierung die Übernahme auf die Intensivstation anhand der dargestellten Entscheidungsprozesse geprüft.

TIPP: Wenn Sie wünschen, im Falle einer lebensbedrohlichen COVID-19-Erkrankung auch auf der Intensivstation behandelt zu werden, sollten Sie Ihre vorhandene Patientenverfügung auf die o.g. Formulierungen überprüfen. Ändern Sie Ihre Patientenverfügung oder ergänzen Sie die vorhandene um einen Nachtrag z.B. mit diesem Inhalt: „Sollte ich akut an einer Viruserkrankung (z.B. COVID-19) erkranken, so wünsche ich zunächst, dass alles Mögliche unternommen wird, um die Erkrankung zu behandeln. Dies schließt Maßnahmen wie künstliche Beatmung, Kreislaufunterstützung, Nierenersatzverfahren, Lungenersatzverfahren und vorübergehenden Luftröhrenschnitt ausdrücklich mit ein.

TIPP: Wollen Sie bei einem schweren, chronischen Verlauf, der Sie dauerhaft von einem Beatmungsgerät abhängig machen wird, die Verlegung in ein Pflegeheim mit Beatmungsgerät ausschließen, dann ergänzen Sie Ihren Nachtrag z.B. durch einen Zusatz wie „Wenn eine dauerhafte Entwöhnung vom Beatmungsgerät nicht möglich ist, wünsche ich keine Verlegung mit Beatmungsgerät in eine Pflegeeinrichtung sonden die Beendigung der Beatmungstherapie, auch wenn ich hierdurch sterben werde. Hier-

> zu soll die Beatmungsunterstützung schrittweise re-
> duziert werden. Zur Linderung der dabei evt. auf-
> tretenden Atemnotzustände wünsche ich die Verab-
> reichung von z.B. Morphin"

Es empfiehlt sich zudem - wie bereits mehrfach erwähnt -
sich mit seinem Bevollmächtigten zu besprechen, gerad
auch zum aktuelle Thema COVID-19. So kennt dieser
auch in diesem Fall ihren aktuellen Willen und kann diesen entsprechend vertreten.

Literaturverzeichnis

[1] BGB: § 1901a Patientenverfügung (2018).

[2] Bundesgerichtshof: BGH Beschluss vom 16.11.1971. Az: VI ZR 76/70 (1971).

[3] Bundesgerichtshof: Wirksame Patientenverfügung zum Abbruch lebenserhaltender Maßnahmen. Pressestelle des BGH (2018)(Beschluss vom 14. November 2018 - XII ZB 107/18).

[4] Bundesministerium der Justiz und für Verbraucherschutz: Textbausteine für eine schriftliche Patientenverfügung (2018).

[5] DIVI, DFINA, DGAI, et al.: Entscheidungen über die Zuteilung von Ressourcen in der Notfall- und der Intensivmedizin im Kontext der COVID-19-Pandemie. Klinisch-ethische Empfehlungen. online (2020).

[6] Linse K, Rüger W, Joos M, et al.: Eye-tracking-based assessment suggests preserved well-being in locked-in patients. Ann Neurol 81 (2017)(2):310–315.

[7] Neitzke G: Begrenzung der Intensivmedizin durch die Indikation. DIVI Jahrbuch (2013):43–47.

[8] Uhrlau C: Intensivmedizinische Basics. Lehmanns Media, Berlin, 5. edition (2020).

.

MIX
Papier aus verantwortungsvollen Quellen
Paper from responsible sources
FSC® C105338
FSC
www.fsc.org